AF401927

LE
MAGNÉTISME

APPLIQUÉ

A LA MÉDECINE

PAR GÉRARD

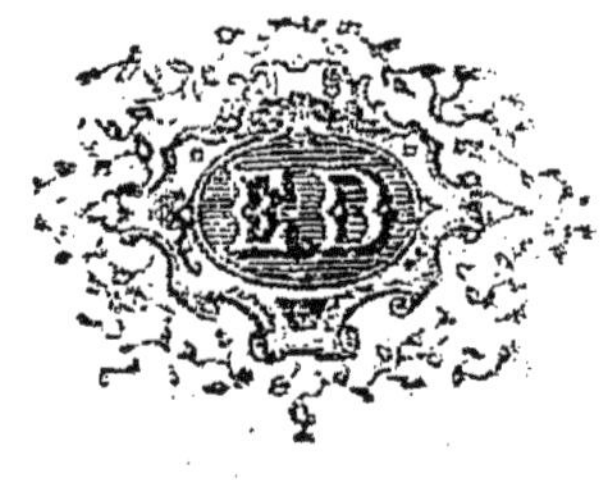

PARIS

E. DENTU, LIBRAIRE-ÉDITEUR

PALAIS-ROYAL, 17 ET 19, GALERIE D'ORLÉANS

ET CHEZ L'AUTEUR, 40, RUE DU FAUBOURG-SAINT-HONORÉ

LE

MAGNÉTISME

APPLIQUÉ A LA MÉDECINE

PARIS

IMPRIMERIE DE L. TINTERLIN ET Ce

rue Neuve-des-Bons-Enfants, 3

LE
MAGNÉTISME

APPLIQUÉ

A LA MÉDECINE

PAR GÉRARD

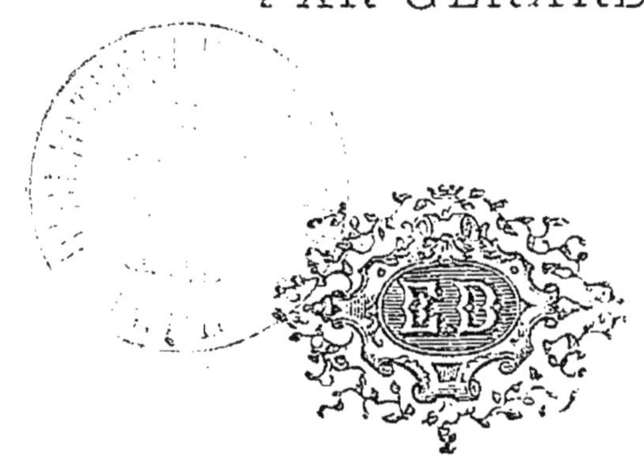

PARIS

E. DENTU, LIBRAIRE-ÉDITEUR

PALAIS-ROYAL, 17 ET 19, GALERIE D'ORLÉANS
ET CHEZ L'AUTEUR, 40, RUE DU FAUBOURG-SAINT-HONORÉ

1864

DÉDIÉ A M. LE MARQUIS DU PLANTY

CTEUR-MÉDECIN, PRÉSIDENT DE LA SOCIÉTÉ DU MAGNÉTISME
DE PARIS

Monsieur le Docteur,

Ayant trouvé dans vos discours sur le Magnétisme l'expression de mes rêves les plus chers, je n'hésite pas à vous dédii ce petit opuscule, conforme, je l'espère, à vos idées de ddouement pour notre cause.

Je cis que tous vos efforts tendent à doter l'humanité de c puissant élément, qui sera le refuge du pauvre et unee enfaisante ressource pour le malheureux.

Puisent mes pensées trouver à leur tour de l'écho dans les curs, c'est le seul but que se propose

Votre serviteur le plus dévoué.

GÉRARD.

Paai, le 10 avril 1864.

Ne serait-il donc pas temps de les faire sortir de cette fausse position en leur donnant la place qu'ils méritent ?

Je ne vois qu'un moyen à employer pour atteindre ce but, c'est d'étudier leur science et de l'édifier.

C'est de les réunir par un *Credo* uniforme, c'est de les rendre plus forts et inattaquables !

Car, tant qu'ils seront divisés dans leurs croyances, tant que les uns seront *matérialistes;* les autres, *spiritualistes;* d'autres, *volontistes;* d'autres encore, *fluidistes*. etc.; tant qu'ils n'auront pas un même système de procédés pratiques et de définitions théoriques, ils seront toujours dans un tiraillement dont la science rira et dont le public ne verra que le mauvais côté ; pour les médecins, ils ne seront que des cerveaux malades ; pour le monde, de véritables saltimbanques.

Un grand homme ne viendra donc pas par son génie nous imposer sa doctrine et nous rallier à lui, en éloignant de ce chaos informe les vérités premières qui sont la base des principes si divers pour lesquels nous combattons en vain depuis soixante-quinze ans.

De nos jours encore, la Société du Magnétisme offre

une médaille à qui fera le meilleur travail sur les facultés merveilleuses qu'enfante notre magnétisme ; les auteurs devront traiter de la lucidité en général. La question est posée en ces termes : *Traiter de la lucidité en général, particulièrement au point de vue magnétique, de sa nature et des matières sur lesquelles elle peut s'exercer, des moyens de la constater et du parti qu'on en peut tirer.*

Ne serait-il pas plus utile de poser une question capitale, et d'offrir tous les honneurs à qui ferait de nous un corps uni, par la foi, dans le principe ; par la force, dans les arguments ; par l'unité, dans la théorie ?

Avec quel bonheur nous nous rattacherions à cet homme qui serait notre idole !

Nous l'appelons de tous nos vœux : puisse-t-il venir bientôt et nous donner l'estime que méritent tant d'hommes parmi nous.

Mais il ne nous faut pas un homme dont les idées vont s'égarer dans le ciel, quittant complétement la terre ; il ne nous faut pas non plus un homme imbu d'un grossier matérialisme, qui, d'une main tiendrait

une balance en niant de l'autre tout ce qui ne pourrait se peser.

Ce qu'il nous faut, c'est un *trait d'union* entre la
matière et l'esprit, entre la force brutale et la force
intelligente, en un mot, c'est un éclectique.

LA MÉDECINE OFFICIELLE

ET

LE MAGNÉTISME

La médecine serait-elle lésée si on décrétait l'exercice du magnétisme direct, appliqué par des hommes spéciaux?

Si, il y a cinquante ans, on était venu demander aux hôteliers l'autorisation d'établir des chemins de fer à côté de toutes les routes, qu'en serait-il résulté?

C'est qu'aujourd'hui nous voyagerions encore avec la même lenteur que nos pères.

Pourquoi?

Le motif est bien simple; ces industriels, croyant entrevoir leur ruine dans l'idée nouvelle, et s'occupant peu de l'avantage qu'en retireraient des millions d'individus, auraient infailliblement refusé leur sanction.

Qu'a-t-on fait cependant?

On ne les a pas consultés, on a voulu le bien de tous et la création des chemins de fer a été décrétée.

Les aubergistes d'aujourd'hui s'en trouvent-ils plus mal?

Je ne le crois pas; ils se sont arrangés de ce progrès et sont les premiers à lui rendre hommage.

Eh bien, je crois fort que le magnétisme est appelé au même rôle, et que les médecins d'une nouvelle génération seront heureux d'avoir à exercer leur science sur un terrain si bien aplani, lorsque la veille il était couvert de tant d'aspérités.

Et à qui devront-ils cet aplanissement?

A quelques pionniers du progrès, qui, traqués par le ridicule qu'on déverse sur eux, vont cependant planter quelques jalons sur ce terrain non encore exploré, sans se laisser abattre par les mécomptes.

Puis à quelques natures d'élite qui ont le courage de sacrifier leur temps, leurs travaux, leur fortune, au progrès de cette belle idée ; tandis que d'autres, par leur vaillante plume, maintiennent haut et ferme dans l'opinion publique, la bannière sous laquelle nous nous sommes rangés.

Puis enfin, à quelques docteurs non entichés de leurs diplômes, hommes distingués, qui ne craignent pas de descendre de leur chaire doctorale pour venir sur les bancs de notre école nous éclairer de leur indispensable lumière.

Tous ont leur mérite, chacun suivant son rôle ;

nous fondons une école humanitaire ; chacun y prend place, les uns par le travail manuel, les autres par l'intelligence, quelques-uns par l'un et l'autre.

Puissent nos successeurs en tirer le fruit que nous nous efforçons de faire mûrir !

Que devons-nous entendre par magnétisme direct, et que désire l'école magnétique des honnêtes gens?

Est-ce d'avoir le droit d'exercer librement la médecine n'ayant qu'un diplôme de magnétiseur pour garantie, diplôme qui n'est donné, aujourd'hui, que par les magnétiseurs eux-mêmes?

Évidemment non ! ce que nous désirons, c'est que le magnétisme soit reconnu vrai dans ce qu'il a de beau, de noble, de grand.

Pas plus que personne, les magnétiseurs ne peuvent aujourd'hui juger leur œuvre ; et ce ne sont que des hommes impartiaux qui peuvent être arbitres ; ce ne sont que des hommes dégagés de toutes les petitesses mondaines qui peuvent trancher la question et démêler de cette science, hier occulte, aujourd'hui si bien étudiée, ce qu'il y a à accepter et ce qu'on doit rejeter.

Ces points étant bien établis, je ne doute pas un seul instant que nous ne rangions bientôt sous notre bannière des milliers de docteurs qui, les premiers, admireraient la beauté de l'arbre lorsque ses branches pourries seraient élaguées.

Le magnétisme a été pratiqué de tous temps et, si nous voulons nous donner la peine de jeter un coup d'œil sur les animaux à l'état sauvage, nous verrons la vérité prise dans la nature même.

Ces animaux ont-ils des vétérinaires?

Certainement non !

Plus que nous, meurent-ils avant l'âge que la nature leur assigne?

Ont-ils plus de maladies et restent-ils plus longtemps malades faute de soins?

Et croyez-vous qu'ils ne sachent pas se guérir?

Qu'on lise l'histoire naturelle et on verra qu'ils savent se passer de nos doctes artistes.

Qu'était l'homme avant Hippocrate au point de vue de la thérapeutique?

Il était l'animal intelligent, le roi de la création, sachant se guérir mieux que la brute, mais se rapprochant presque d'elle sous ce rapport par le peu d'étendue de ses connaissances.

Loin de moi la pensée de revenir à un pareil système, ce qui est acquis à la science est à jamais acquis.

L'homme pour se guérir ne pouvait alors aider beaucoup la nature, et son intelligence chercha à rendre les moyens plus commodes, de même qu'alors, abandonnant ses vieilles coutumes, au lieu de battre son blé avec ses bras il fit la mécanique.

La mécanique médicale remonte à Hippocrate, honneur à lui ! car il apprit le premier à raisonner la maladie; cette science fit des progrès et, chaque jour, ses disciples apportent un perfectionnement de plus aux rouages; mais, tout en perfectionnant la machine, n'abandonnent-ils pas un peu trop le principe du mouvement, c'est-à-dire la nature?

Avant l'invention de la machine à battre, notre paille n'était-elle pas moins brisée?

Notre corps, à nous, pourrait bien dans certains cas se sentir un peu trop vivement froissé de notre mécanisme médical, et je crois que, fatigué souvent par la médication, on ne ferait pas mal de le laisser un peu en repos pour retourner à la nature qui, au moins, le conserverait au lieu de finir de le tuer.

Que faudrait-il faire pour rappeler insensiblement au médecin qu'abandonner complétement ce que la nature nous donne, c'est nous mettre en contradiction avec elle?

Il faudrait créer une chaire d'enseignement et les élever à l'école de la nature, en leur rappelant souvent un mot de leur maître, Ambroise Paré: *Je le pansai, Dieu le guarit.*

Il faudrait les prier de s'aider quelquefois de

2.

cette nature, afin de savoir quels secours on peut en tirer, libre après d'avoir recours à la mécanique comme plus expéditive, comme moins fatigante ; mais au moins qu'ils n'ignorent pas que, la machine ne fonctionnant pas, il reste encore le bras de l'homme.

Aujourd'hui, l'action curative du magnétisme n'est contestée que par les hommes qui n'ont pas voulu se donner la peine de voir produire par eux-mêmes des guérisons.

Mais voir faire des cures, en lire les détails, ne suffit pas toujours pour se convaincre, il est bon d'obtenir soi-même des résultats ; et produire ces cures n'est pas toujours facile quand l'élément dont on se sert n'est pas appliqué par des mains expérimentées ; car tout le monde sait que nulle science ne s'acquiert en un jour, même la plus simple ; il faut donc apprendre d'abord, agir ensuite ; apprendre, c'est long ; obtenir, plus long encore ; c'est pour cela qu'il serait bon que le magnétisme ne fût appliqué que par

des hommes expérimentés et aptes, car malheureusement chacun ne l'est pas.

Assez d'ouvrages donnent les conditions dans
lesquelles un magnétiseur doit se trouver pour
mériter ce titre, je ne m'étendrai donc pas davantage.

Il faudrait une école, mais une école officielle,
et, si vous voulez que le magnétisme soit une
chose sainte, un sacerdoce, apprenez aux magnétiseurs par cette école ce que c'est qu'un sacerdoce.

Faites-en une spécialité médicale, créez un
corps de magnétiseurs, afin que ce champ de la
médecine illégale ne reste pas libre ; ce n'est qu'à
cette condition que les fourbes ne se glisseront
plus parmi nous.

Que ce corps relève directement de la médecine, que le magnétiseur ne soit qu'une machine
agissante, qu'il ne soit rien par lui-même, qu'il ne
magnétise que sur ordonnance, en un mot, qu'il
ne soit que le médicament ordonné.

Que le médecin voie chaque jour son malade,
qu'il reconnaisse les effets du magnétisme, qu'il
prescrive sur ordonnance la magnétisation sur
telle ou telle partie du corps, qu'il détaille ce que
le magnétiseur doit chercher à obtenir, qu'il va-
rie l'application si l'effet demandé n'est pas ob-
tenu ; en un mot, qu'il suive pas à pas le remède
ordonné, qu'il recoure au besoin à ce que sa
science lui a appris, qu'il se serve en même temps
de sa mécanique émonctoire s'il trouve que l'état
du malade l'exige.

Il faudrait donc que chaque médecin eût deux
ou trois magnétiseurs qui relèveraient directement de lui ; ces magnétiseurs se fortifieraient de
ses conseils, sa longue observation ferait de lui
leur guide le plus sûr.

Il faudrait pour cela émonder le magnétisme,
et la première chose à faire serait de le débarras-
ser du somnambulisme, trop fugace, trop difficile
à obtenir pas de bonnes conditions, trop prompt
à détourner les magnétiseurs de la voie qu'ils

n'auraient pas dû quitter ; car le somnambulisme est la mécanique du métier ; au lieu de se servir de longues et laborieuses magnétisations, ils ont trouvé plus commode de devenir médecins sans étude, d'endormir leurs sujets et d'en tirer des indications, souvent bonnes, mais, hélas ! trop souvent trompeuses !

Notre maître, Mesmer, n'a pas dû faire du magnétisme pendant trente ans sans obtenir le somnambulisme, car nous, sans le vouloir, nous l'obtenons à chaque instant ; mais notre maître, après l'avoir observé, a dû voir là l'écueil du magnétisme et l'a mis sous le boisseau ; d'autres, Puységur et ses disciples, moins prévoyants, nous l'ont annoncé comme un résultat magnifique et l'ont cultivé.

Ma conviction est que, si le somnambulisme n'était pas venu se mettre de la partie, le magnétisme serait officiellement reconnu, car il n'aurait pas ouvert la porte à tant de charlatans ; qu'on laisse cette porte entr'ouverte si nous devons y puiser quelques conseils salutaires, mais que le médecin soit le gardien de cette porte et n'y frappe que lorsqu'il en aura besoin, c'est en n'en abusant pas qu'il le verra sublime, et ce n'est que sous son contrôle qu'il sera vraiment utile, jamais nuisible.

Et pour cela, comment s'y prendra-t-il? C'est chose facile, il aura pour le seconder trois, quatre, dix magnétiseurs, selon le nombre de ses malades, il saura à quelle porte frapper, il demandera à l'un d'eux d'endormir un bon sujet connu de lui, sujet qu'il aura trouvé dans la pratique de son art, sujet qui ne sera un oracle que par circonstance, sujet qui n'en fera pas un métier spécial, ce qui sera une garantie contre les réminiscences de l'état de veille, que le médecin trouvera bon ou mauvais et dont il tirera le profit qu'il jugera convenable.

A ces conditions l'alliance du magnétisme à la médecine me paraît possible, en dehors de ces conditions elle me paraît incompatible ; non-seulement le magnétisme ne fera aucun progrès mais ses adeptes seront toujours poursuivis et on aura raison.

L'exercice du magnétisme ne doit pas être livré aux premiers venus si on veut obtenir des effets salutaires et jamais de mal, et l'art de guérir ne doit pas être toléré chez des somnambules qui, aujourd'hui, peuvent être très-lucides, mais demain ne vaudront rien ; je le répète, il faut un contrôle pour le jour, l'heure si vous voulez, où le sujet n'est plus qu'un être ordinaire.

Malheureusement, ceux qui ont fait du magnétisme somnambulique un métier se croient infaillibles, l'amour-propre s'en mêle, tout à l'heure sublimes, une seconde après ignorants ; tandis que le médecin, tant ignare soit-il (langage de quelques somnambules), a pour lui ses études, son expérience et son diplôme qui n'a pu lui être accordé qu'après d'excellentes preuves de capacité ; ne nous servons donc jamais du mot ignorant, il est imbu quelquefois de la routine, voilà son seul tort.

Avec le somnambulisme le médecin s'éclairera ; par le magnétisme de ses magnétiseurs, il aura entre les mains un puissant levier qu'il fera agir selon le cas et avec lui nous crierons haro aux charlatans ; car, la médecine étant l'art le plus libre, ne relevant que de ses propres titulaires qui sont sans contrôle, ne doit pas être salie par une ambition immodérée de lucre qui a trop souvent pour base la plus stupide jonglerie ; épurer tout ce qui touche à l'art de guérir c'est rendre le plus éminent service à l'humanité.

Pour se convaincre de l'utilité du magnétisme appliqué à la médecine, qu'on consulte les nombreux ouvrages publiés depuis Mesmer jusqu'à nos jours, et on sera étonné de voir plus de cent mille cures enregistrées et dans des maladies qui passaient à juste titre pour incurables ; sans compter celles qui ont été faites par d'obscurs magnétiseurs qui, par modestie ou par indifférence, n'ont jamais parlé de leurs succès.

Mais, me dira-t-on, qui nous prouve la véracité de ces récits plus ou moins contestés? Sont-ce des médecins qui ont pris le diagnostic au début du traitement, des gens autorisés qui ont certifié la guérison? .

Dans bien des cas, oui ! mais si vous voulez ne pas remonter à Puységur et Deleuze, dont les témoignages seraient difficiles à constater de nos jours, contentez-vous des célébrités vivantes, le baron du Potet et tant d'autres, en mesure de vous fournir les preuves les plus convaincantes ; contentez-vous des cures officielles obtenues par les dispensaires des sociétés, du *Magnétisme de Paris*, fondée en 1815; *Philanthropico-Magnétique*, en 1840; du *Mesmérisme*, en 1844; du *Jury-Magnétique*, en 1847; et enfin, du *Magnétisme de Paris*, qui fonctionne de nos jours.

Ces diverses Sociétés sont présidées par des docteurs en médecine, qui, à tour de rôle, font le service au siége de la Société; ils prennent le diagnostic et l'inscrivent sur un registre *ad hoc,* choisissent le magnétiseur et lui indiquent le mode de magnétisation, à chaque séance inscrivent les modifications survenues, et à la fin enregistrent les cures.

Voilà, je crois, des documents officiels qui ne donnent pas des X pour noms; c'est à ces sources qu'on pourrait puiser et juger de la valeur de notre agent, on verrait si de là sort le charlatanisme.

Est-ce aux frais des malades que s'entretient cette Société?

Non, certainement, c'est par la cotisation de tous les membres, pour la plupart ouvriers; ce sont ces hommes dévoués qui, leur journée achevée, viennent se reposer de leurs longs travaux par un autre travail, souvent plus pénible, mais qui leur donne du courage car ils savent qu'ils sont les esclaves du progrès.

Encore une fois, est-ce du sein d'une pareille Société d'honnêtes artisans, que peut sortir le charlatanisme?

Docteurs ! en dehors de cette société unie que nous approuvons, condamnez le magnétisme lorsque vous verrez faire de la jonglerie et nous serons avec vous ; mais, pour Dieu ! n'abattez pas un arbre si plein de vigueur pour quelques plantes parasites qui viennent s'enrouler à lui, s'en servent comme tuteur, l'étreignent de leurs innombrables rameaux au point d'en cacher la puissance, coupez cette ivraie, mais respectez le bon grain.

Si nous avions un thermomètre pour mesurer la maladie comme nous en avons un pour mesurer la température ; si nous avions le chiffre 100 comme maximum de santé et 30 au-dessous de zéro pour marquer la mort, je vous dirais : Prenez votre échelle vitale, mesurez chez vos malades le vitalisme qui reste ; alors, lorsque votre échelle marquera encore suffisamment de degrés, servez-vous de votre mécanisme médical comme plus expéditif ; mais lorsque, descendu trop bas, votre *vitalomètre* marquera l'atrophie d'un côté, l'hypertrophie de l'autre, que vous constaterez la mort d'un ou de plusieurs organes et que votre patient n'aura plus de l'homme vivant que la forme, recourez bien vite au vitalisme pour le ranimer ; et ce vitalisme, vous ne le trouverez ni dans vos végétaux ni dans vos minéraux ; ils ont bien la faculté d'agir comme levier, mais il faut que ce levier que vous avez en main trouve un point d'appui chez le malade ; sans point d'appui le levier devient inutile ; rappelez-vous donc le mot d'Archimède qui demandait non un levier, mais un point d'appui pour soulever le monde ; où est votre point d'appui lorsque la nature refuse tout concours ?

Lorsque votre *vitalomètre* marquerait un degré au-dessous de zéro, il vous assurerait que vous ne devez plus compter sur la nature.

Vous savez que tel remède digéré par l'estomac produira tel effet ; mais lorsque l'estomac n'aura plus la forcé de digérer devrez-vous vous croiser les bras ?

C'est cependant ce qui arrive trop souvent ; à défaut de thermomètre, n'avez-vous pas votre vieille expérience ?

Reconnaissez donc l'insuffisance de votre mécanisme dans quelques cas, et puisez dans une riche nature un vitalisme tout digéré, s'agrégeant directement sans le concours de l'estomac, trop mauvais commissionnaire parfois, et vous retonifierez les organes, sauf à vous aider, aussitôt que vous le pourrez, de vos propres moyens.

Quelques magnétiseurs ne veulent voir, dans la résistance qu'oppose la médecine à l'acceptation des phénomènes thérapeutiques du magnétisme, qu'une affaire de *pot-au-feu*. Je crois que ces personnes comprennent mal leur rôle, rôle, à mon avis, qui sera toujours très-secondaire ; le magnétiseur ne sera jamais que la roue employée par le médecin qui ne la fera tourner que selon son bon plaisir, mais qui la fera tourner, car il en reconnaîtra l'utilité dans sa pratique.

Le magnétiseur ne sera donc jamais appelé à

3.

être l'égal du médecin et à être consulté de préférence à lui ; son mandat, du reste, le maintiendrait dans ses limites.

Je ne vois donc pas de quelle manière le médecin serait lésé, si on décrétait l'application du magnétisme par une branche spéciale.

DE LA LUCIDITÉ EN GÉNÉRAL

Pourquoi chercher à baser le naturel sur un piédestal surnaturel ?

De tous temps des êtres exceptionnels à toutes les règles humaines, tant physiologiques que psychiques, ont existé ; ce sont des bizarreries de la nature.

Tels parents, bien conformés, donneront le jour à un enfant bossu : qui nous donnera l'explication de ce phénomène ?

Voilà pour le corps ; nous n'en dirons pas davantage, n'ayant pas à traiter cette question.

Quant à l'esprit, il offre encore beaucoup plus de bizarreries ; certaines personnes naissent avec une perspicacité dont rien n'approche.

Règle générale, ce sont des êtres appelés vulgairement privilégiés et qui, à mes yeux, n'ont que le privilége de mourir très-jeunes (du moins à quelques exceptions près), et l'aptitude particulière à chacune de ces exceptions se nomme génie : tel possède au plus haut degré l'art de la guerre ; tel autre, l'art de la musique ; tel autre, des mathématiques ; tel autre, des sciences occultes, etc.

Ces différentes aptitudes tiennent certainement à diverses dispositions physiologiques, qu'un phrénologue expliquerait mieux que moi.

Quant aux aptitudes psychiques, en dehors de la matière proprement dite, nous devons bien avouer notre impuissance à trouver des lois qui ne sont pas de notre époque. Un spirite n'hésiterait pas à les faire dériver d'un esprit plus ou moins familier ; mais, jusqu'à preuve palpable de cette doctrine plus ou moins fondée, contentons-nous de poser en principe, que les êtres essentiellement privilégiés, au point de vue de la prévision, sont d'une nature anémique particulière ; qu'en dehors de cette loi, d'autres causes morbides viennent prouver qu'un être matériellement bien constitué n'est pas propre à la production de cette aptitude.

Quant au magnétisme, qui a certainement une puissance incontestable, il peut, à la rigueur, faire légèrement déroger à cette loi ; car, ici, il y a un être passif et un être actif ; il y a une puissance sans résistance ; et si l'on considère l'état ordinaire d'une personne rêvant, pouvant voir, sans le secours des yeux, à des distances incalculables, on comprendra qu'en plongeant un sujet dans cet état par un moyen factice résultant d'une volonté, cette volonté puisse le diriger.

Le magnétisme est donc ici d'une grande ressource, nous l'envisagerons tout à l'heure.

Mais si on me demande si je crois à la prévision des cartomanciens, je n'hésiterai pas à répondre affirmativement, mais dans une certaine mesure, c'est-à-dire ce que j'admets, c'est la prévision toute particulière dont jouissent certains êtres qui sont fascinés par telle ou telle chose, qui se concentrent, font un retour sur eux-mêmes et qui, dans une sorte d'hypnotisme, parlent un langage très-près de la vérité.

Quelques grands noms de sibylles modernes sont encore présents à notre mémoire pour nous assurer de leur lucidité ; je ne dirai pas que toujours elles ont réussi, mais cela pouvait tenir à certaines dispositions dont nous ne connaissons pas encore les lois.

Et, si des gens sérieux haussent les épaules en entendant parler des êtres trop rares dont nous nous occupons, c'est qu'ils n'ont pas été témoins de ces sortes de miracles, qui ne sont cependant rien moins qu'ordinaires à ces êtres.

Quelle différence doit-on faire entre ces sujets d'une lucidité éveillée et les somnambules ?

C'est que ces derniers ne sont pas doués d'un privilége aussi grand, c'est qu'il leur faut une fascination plus laborieuse, en un mot, c'est qu'il faut les isoler de tout objet extérieur pour les faire jouir de la plénitude de leurs dispositions.

Le magnétisme dirigé sur un sujet, dans l'intention de provoquer le somnambulisme, est aussi une sorte d'hypnotisme plutôt qu'un véritable magnétisme; c'est-à-dire que les facultés somnambuliques peuvent, par ce moyen, se développer par la pratique et atteindre un très-haut degré; c'est aussi l'avis de M. le docteur Viancin.

J'ose affirmer qu'il n'en serait pas de même si le magnétisme était dirigé dans le but et dans les formes nécessaires à la guérison; le sujet, au lieu de s'améliorer, finirait par perdre sa lucidité avec son rétablissement.

Ces sujets lucides dans leur maladie ne sont que des somnambules de circonstance qui peuvent, à la vérité, n'en être pas plus mauvais pour cela; mais chacun de nous a remarqué qu'il faut une aptitude toute spéciale pour être et toujours être somnambule ; j'en reviens toujours au même système, c'est qu'il faut être anémique par tempérament pour être longtemps lucide ; mais lorsque la lucidité a été produite sur un tout autre tempérament, elle n'est que passagère, et les magnétisations répétées sur ces sujets, loin de les améliorer en lucidité, la leur font perdre.

La nature du somnambulisme, loin d'être spirituelle, est, à mes yeux, toute terrestre ; c'est une faculté tout aussi naturelle que l'éloquence chez l'orateur, c'est une faculté morale, voilà tout.

Quant à la constater chez les sujets par des lois certaines, c'est chercher la pierre philosophale ; c'est à l'œuvre qu'on reconnaît l'ouvrier, non à ses mains.

Qu'il n'en déplaise à MM. les magnétiseurs spiritualistes, qui ne voient que du spirituel partout, la lucidité somnambulique est innée chez le sujet qui la possède ; elle fait partie intégrale de son tempérament ; cette lucidité se développe par la bonne direction qu'on lui donne : l'homme qui aurait été élevé au milieu des champs et qui n'aurait jamais appris à lire, ferait un triste orateur : une faculté qu'elle quelle soit, pour se développer, doit avoir un bon précepteur, et le meilleur précepteur du somnambule, est sans contredit le médecin ; je ne parle pas ici du docteur à diplôme, mais je parle de l'homme ayant les connaissances nécessaires tant organiques que morales, quelle que soit la caste à laquelle il appartienne, quel que soit son titre.

Le somnambule peut parfaitement voir le mal, sentir les douleurs ; là devrait se borner son rôle ; son domaine est donc le diagnostic ; s'il le dépasse, il rentre dans le domaine du *magisme*, et dans ce domaine tout est tâtonnement, rien n'est certitude.

Si l'on vient dire. Mais le somnambule goûte le remède qu'il va ordonner et l'apprécie, se reporte à un temps déterminé et juge de l'effet produit sur le malade ; je nie cette bizarre faculté de l'avenir, tant qu'aux effets produits par un remède qui se trouve encore dans le bocal du pharmacien.

Ce que le somnambule peut voir et prédire pour l'avenir, c'est la marche progressive ou décroissante d'une maladie ; il juge par un calcul mathématique instinctif de l'état de l'organisme, et en signale le résultat à des minutes près ; mais là, il a une base pour opérer, et ce n'est que par déduction qu'il arrive à la vérité ; en dehors de cette aptitude déjà très-remarquable et fort utile, j'écarte les effets extraordinaires qui ont été consignés par certains magnétiseurs comme toujours possibles.

Oui, je l'avoue, bien des révélations singulières sont venues confondre l'esprit du plus sceptique ; mais lorsqu'il s'agit d'ériger le magnétisme en science, est-il de notre devoir d'avancer des miracles qui resteront toujours miracles toutes les fois qu'ils se reproduiront.

Disons donc qu'il n'est rien d'impossible dans les facultés de vision pour ces êtres extraordinaires, beaucoup plus rares que les prospectus semblent nous l'annoncer; que toutes les questions peuvent leur être posées, sauf à ne pas être résolues d'une manière satisfaisante.

Mais pour la cause que nous défendons de tous nos efforts et que nous voudrions voir réussir pour chacun comme pour la science, ne cherchons chez le somnambule que son beau côté, ne lui demandons que le diagnostic; c'est au médecin à faire le reste lorsqu'il y a encore suffisamment de vie chez le patient, et au magnétiseur à en ajouter dans le cas contraire.

Nous devons donc poser le magnétisme sur un piédestal solide, si nous voulons le voir triompher du parti pris qu'ont les savants de se renfermer dans un silence absolu lorsqu'il s'agit de cette question. A cet effet, nous voulons donc : 1° leur démontrer par des faits la puissance de l'homme sain sur un sujet malade, sans cependant leur faire entrevoir des choses impossibles, et qui, selon certains magnétistes, *doivent renverser toutes les lois physiques d'aujourd'hui ;* 2° leur prouver de nouveau l'action curative de notre agent dans quelques cas (particulièrement dans les maladies nerveuses), sans cependant le leur présenter comme une panacée universelle qui s'appuierait sur des théories absurdes.

Terminons en disant que la nature est une puissance que le magnétisme augmente, que la maladie est une résistance que la crise diminue, et que le somnambulisme n'est qu'un miroir donnant exactement l'image de ces deux forces contraires.

UN MOT AUX MATÉRIALISTES

SUR

L'EXISTENCE DU MAGNÉTISME

Avant de regarder dans les nues, voyez ce qui
se passe à vos pieds.

Si nous voulons bien lire un ouvrage de physiologie, nous apprenons que tous nos organes se régénèrent constamment par le phénomène de l'hématose ; mais aussi que tous nos organes, qui se nourrissent par l'extérieur de chacun d'eux, perdent en égale quantité par l'intérieur.

Cette preuve est donnée par l'absorption de la garance qui teint en rouge la surface de nos os ; mais si on cesse le régime, la couche rouge

4.

se recouvre d'une couche blanche, et ces couches blanches successives arrivent, après une période de sept années, à faire disparaître la couche rouge par l'intérieur.

Le même ouvrage nous apprend aussi que nos tissus se renouvellent plus vite que nos os.

Où vont toutes ces couches qui disparaissent?

Mystère pour tous!

Et cependant, si l'on cherchait par le calcul ce que nous perdons de matière en une heure, ne le trouverait-on pas?

On n'a pourtant jamais pu constater, saisir, analyser la moindre partie de notre matière évaporée. On donne bien le carbone rejeté par l'expiration comme le résidu de notre matière usée et éliminée; mais ce qu'on ne dit pas, c'est si le carbone est meilleur chez les uns que chez les autres, et si on pourrait encore l'utiliser en le faisant absorber d'une manière quelconque.

Je crois que le carbone rejeté par un scrofuleux est de même nature que celui de l'homme parfaitement sain, mais que son expiration est plus chargée de miasmes délétères.

Que devrait-on en déduire ? C'est que si le carbone est le résidu éliminé de notre matière, la matière du scrofuleux doit se renouveler plus vite que chez l'homme sain, puisqu'elle se dégage deux fois plus vite sous forme de vapeurs.

En est-il ainsi ? Le scrofuleux mange-t-il plus, respire-t-il plus qu'un autre pour suffire à la reconstitution de ses organes s'évaporant plus vite ?

Non ! car il ne meurt pas plus tôt, la vie reste en lui et ne s'échappe que par d'autres causes qui ne sont pas celles de l'organisme usé.

Ce que nous devons considérer comme un principe vital, abstraction faite de notre matière, c'est le fluide que notre corps bien organisé puise dans l'élément qui l'enveloppe. Cet élément se trouve partout, même au centre de l'acide carbonique pur, et si cependant nous sommes foudroyés en le respirant, ce n'est pas parce qu'il n'y a pas un milieu vital, mais bien parce que nos organes cessent de fonctionner par l'absorption de ce corps, ne pouvant opérer la décomposition chimique nécessaire pour en tirer l'élément vital ; et, de plus, parce que l'acide carbonique, qui n'est pas un poison, renferme toujours dans les cas d'asphyxie une quantité notable d'oxyde de carbone qui est, lui, un poison violent.

Ce que j'appelle le fluide et qu'on nommera du nom qu'on aimera le mieux, est pris à l'état initial dans le sol d'abord par tout ce qui est animé, végétaux comme animaux ; au centre de ces créations, il y a un système de va-et-vient aussi certain que ce phénomène des fleurs qui, de nuit, absorbent l'acide carbonique, et de jour rejettent l'oxygène. Ce mouvement de va-et-vient est constant et doit avoir pour régulateur le moteur de la vie végétative ; ce sont de véritables mouvements de diastole et de systole nerveux qui attirent le vitalisme et le rejettent, en en conservant cependant la quantité suffisante pour se maintenir dans un état régulier ; et ce n'est que la cessation de ce mouvement régulier par l'entremise de toutes nos petites ramifications nerveuses qui fait la perte partielle de nos différents organes, quoique ceux-ci restent pathologiquement les mêmes ; puis enfin la perte totale de la vie a lieu lorsque la cessation est complète.

Mais qu'on ne croie pas que notre vitalisme ne s'entretient que par la nourriture prise et l'oxygène inspiré.

L'une et l'autre entretiennent la vie dans notre enveloppe et maintiennent la matière dans l'état créé. Ces deux choses, la matière et la vie, quoique bien distinctes, sont solidaires l'une de l'autre ; le corps n'est que le piston qui pompe la vie, mais piston nécessaire, et la vie aspirée n'est que l'eau qui empêche la plante de périr.

Il ne faut pas confondre la chaleur vitale avec le vitalisme. Cette chaleur n'est que le résultat chimique de l'agrégation de l'oxygène avec les particules de carbone et d'hydrogène puisées dans l'organisme ; en un mot, c'est comme l'eau froide sur laquelle on verse de l'acide sulfurique, également froid, mais qui produisent la chaleur par les propriétés chimiques qu'ils possèdent.

Je ne nie pas que le calorique donné par cette opération chimique et qui produit une sorte d'électricité, ne soit profitable au corps et ne puisse donner un courant nerveux ; mais ce courant ne peut se comparer au principe de vie qui est en nous et qui est essentiellement différent.

L'attribut de Dieu est d'être créateur, et il cesserait d'être Dieu s'il ne créait pas ; mais, créant toujours la vie, il laisse à chaque espèce, minéraux, végétaux et animaux, la faculté de se reproduire en matière.

Ici-bas, nous créons l'enveloppe, mais Dieu nous donne la vie, nous créons la cage et Dieu nous donne l'oiseau ; et, lorsqu'un barreau de cette cage est rompu, l'oiseau s'échappe et la

cage redevient ce qu'elle était, c'est-à-dire matière inutile.

Cette vie est partout, pénètre tout, et subit la
loi de toute chose, c'est-à-dire, se modifie par le
milieu qui l'absorbe en entraînant à sa suite des
effluves tirées du lieu dans lequel elle a sé-
journé.

Formulons pour un instant, un instant seulement, une hypothèse : un soufflet garni à l'intérieur d'une couche de musc, n'attirerait-il pas à
lui un air pur ; et, en le rejetant, ne renverrait-il
pas des molécules infiniment petites du milieu où
il s'est trouvé ? La réponse est l'affirmative.

Eh bien ! n'avons-nous pas en toute chose des
molécules qui s'échappent ; si elles sont invisibles
à notre œil, insensibles à notre goût, en existent-
elles moins ?

Voilà pour beaucoup de gens le magnétisme
compréhensible ; nous puisons la vie autour de
nous, nous en entretenons nos organes, et, lorsque ce principe s'échappe de nous, il emporte à

une certaine distance une partie du milieu dans lequel il s'est baigné, milieu qui peut le rendre utile s'il est bon, nuisible s'il est mauvais.

Si ce raisonnement ne suffit pas aux matérialistes, qui n'admettent pas l'individualité de l'être par une âme propre et ne veulent voir dans l'être créé que la matière, entretenue par la nourriture d'une part et l'air de l'autre, qui disent que le principe de vie n'est que la chaleur, produit des deux premiers ; alors, nous essayerons de leur donner une théorie toute matérialiste, ne reposant que sur ce qu'ils peuvent palper, mais je ne partagerai pas en tout point cette idée.

L'électricité existe, c'est un fait qui n'est plus contesté ; si nous lisons les différents ouvrages qui en traitent, nous verrons qu'on peut la produire avec un très-grand nombre de métaux, que différents acides sont propres aussi à la développer.

Eh bien ! ne trouvons-nous pas en nous, dans notre substance matérielle, une foule d'acides, de métaux mêmes, et notre corps n'a-t-il pas assez d'admirables rouages pour posséder en lui tous les genres d'électricités, depuis l'électricité statique qui s'obtient par frottement, jusqu'à l'électricité d'induction, qui s'obtient à l'aide d'une grande spirale dont le courant se trouve interrompu par le va-et-vient d'un trembleur?

Écoutons les vibrations de notre cœur et nous serons convaincus; n'avons-nous pas nos parois poreuses, véritables diaphragmes, pour filtrer nos acides, et nos nerfs pour conducteurs.

Si nous n'avions pas même la propriété de produire l'électricité par nos organes, ne pourrions-nous pas prétendre la recevoir du globe; ne sommes-nous pas attachés à la terre par le contact, et niera-t-on l'électricité qu'on peut en recevoir?...

En admettant que nos organes nous fournissent l'électricité, notre cerveau est-il notre pile?

On doit bien le supposer si on veut reconnaître que tout part de là, il est le capharnaüm de notre être, il renferme la vie, il est la source où tout se puise.

De quelles substances est-il composé?

D'une substance blanche et d'une substance grise, molécules différentes séparées par des liquides aqueux ; ces substances sont entrelacées d'une foule de petits nerfs qui les relient entre elles et en font une immense pile à auges, pile d'autant plus constante qu'elle est formée d'une quantité d'éléments réunis ; car, si elle n'était composée que d'un seul couple, lorsqu'il viendrait à manquer tout manquerait ; mais notre mécanisme est mieux fait ; il y a la pile complète pour chaque organe ; ces piles sont bien un peu solidaires entre elles, car, lorsqu'une pile est détériorée par une cause perturbatrice quelconque, elle n'est pas complétement isolée des autres, et toutes en souffrent plus ou moins, ce qui constitue la maladie à l'état aigu ; mais si les courants de relation avec les autres piles ont cessé d'exister par l'atrophie de ses conducteurs, le jeu se rétablit partout ailleurs; mais la pile de l'organe, se trouvant isolée et non secondée, ne conduit plus la vie du centre du système à cet organe, alors la maladie prend le nom de chronique.

Le médecin peut-il alors espérer rappeler la vie dans cet organe mort, lorsqu'il n'a pu même enrayer la marche progressive du mal.

Que le médecin traite donc, par son mécanisme médical, tout ce qui est aigu, mais laisse au magnétiseur le soin de tenter la guérison de l'organe mort, et cependant, dans bien des cas, une magnétisation appliquée au début d'une maladie l'empêcherait souvent de se développer et la ferait avorter avant d'être née.

D'après les ouvrages qui traitent de l'électricité vitale établie dans notre centre nerveux, d'après la théorie toute récente du docteur Scoutetten (de Metz) sur l'électricité dans le sang, pourquoi les matérialistes ne se rallieraient-ils pas à cette école du positivisme?

En admettant les causes que la science a enregistrées, pourquoi ne pas admettre les effets?

Basons donc, pour ces Messieurs, notre magnétisme sur l'électricité, et ne voyons en nous que
ce phénomène; et si l'on nie alors l'effet magnétique à distance à cause de l'interruption des
courants, faisons vite une concession et disons
que nous toucherons le malade pour l'influencer,
jusqu'à ce que l'expérience nous en dispense.

Cette concession faite, faisons encore celle du
nom, puisqu'il fait peur à la science; n'appelons
notre agent que du nom d'électricité vitale, et les
effets à distance du nom d'Hypnotisme, la science
n'y perdra rien; mais qu'on autorise l'application
de ces moyens et la science, au fur à mesure,
enregistrera comme faits acquis tout ce qu'elle
découvrira par la suite dans sa nouvelle école; je
suis certain qu'elle ne tardera pas alors à baser
sa théorie sur d'autres causes, et à admettre en
partie ce que nous sommes heureux de constater
de nos jours.

Je crois donc qu'il serait d'une grande utilité

de créer une branche spéciale qui serait l'électricité appliquée sous toutes ses formes par des
gens spéciaux relevant des docteurs en médecine ; car ces derniers, n'ayant pas le loisir de
perdre une demi-heure, souvent une heure, pour
appliquer eux-mêmes l'électricité sur leurs malades, la mettent de côté, convaincus cependant
qu'elle pourrait être utile.

Cette branche nouvelle, quoique bonne, est
trop délaissée, et cela pour le temps que demande son application. Laissez-la donc aux gens
qui peuvent l'appliquer ; créez une école, faites
des électriseurs, exigez de ces électriseurs un an
ou plus de stage dans une Faculté, apprenez-
leur ce qu'on peut tirer d'utile dans l'application
de ce système, apprenez-leur le magnétisme, et
une fois reçus, accordez-leur un diplôme spéci-
fiant leurs fonctions ; vous ouvrirez une porte à
ceux qui ont une tendance à faire de la médecine sans avoir une instruction supérieure, et
vous fermerez par le même moyen la porte au

charlatanisme. Je suis certain qu'après deux ou trois années d'exercice, la Faculté médicale sera assez heureuse du résultat pour n'avoir qu'à se louer d'une semblable résolution.

Puisqu'il y a une lacune très-vaste entre les rebouteurs de campagne et nos doctes médecins, pourquoi ne pas la combler en rendant inutiles les premiers et en conservant aux seconds toute leur considération par le maintien de la dignité de leur position sociale?

Noblesse oblige, dit le proverbe. Eh bien ! est-il bienséant qu'un médecin de campagne sorte de chez lui avec ses appareils électriques sous le bras, car tous n'ont pas de voiture ; je le répète, est-il convenable qu'un médecin se charge d'un pareil fardeau et fasse une, deux, quelquefois cinq et six lieues pour aller électriser ses malades à domicile et faire là un métier manuel qui con- viendrait tout au plus à un garde-champêtre.

Qu'arrive-t-il? C'est que le jeune médecin, qui est de la nouvelle école, et qui connaît par conséquent tout l'avantage qu'on peut tirer du traitement électrique, ne l'applique pas, par la raison bien simple qu'il ne veut pas s'astreindre aux sujétions qui en résultent ; puis, comme je le disais tout à l'heure, il n'a pas un temps aussi considérable à perdre. Pourquoi donc ne pas créer des gens spéciaux qui étudieraient la myologie et tout ce que doit savoir un électriseur ? Et le médecin, ayant en cet homme un instrument docile, appliquerait, lorsqu'il le jugerait convenable, et l'électricité et le magnétisme ; car, après avoir essayé et avoir constaté le résultat, il saurait que cette source n'est pas dénuée d'action bienfaisante. Alors, peu à peu, ce magnétisme rejeté si loin, passant par la bouche de docteurs, autrement dit d'hommes qu'on écoute comme un évangile, arriverait à ne plus être regardé comme ridicule, on ne craindrait plus de se soumettre à son action ; car, de nos jours encore, quelques malades qui ont essayé de tout et ne voient plus que le magnétisme comme chance de guérison, se font traiter à l'insu, non-seulement du médecin, non-seulement de leur famille, mais de tout le monde dans la crainte du ridicule, et, se trouvant guéris, n'ont même pas encore le courage d'avouer par quel système.

Ce qui fait aussi qu'une quantité relativement petite de malades se fait soigner par le magnétisme, c'est qu'on s'est plu à entretenir dans leur esprit que le magnétisme n'était autre chose qu'un sommeil profond, état où ne veulent pas se trouver beaucoup de personnes, les unes dans la crainte de ne plus s'éveiller, d'autres parce qu'elles n'ont plus leur libre arbitre et ne veulent pas être sous *l'obsession* du magnétiseur.

C'est une grossière erreur entretenue : le magnétisme direct n'est pas le sommeil ; on n'endort jamais son malade ; il conserve très-bien son libre arbitre et voit tout ce qu'on lui fait ; i est même nécessaire que de temps à autre le magnétiseur lui demande ce qu'il éprouve ; il doit donc pouvoir lui répondre.

Je définirai le magnétisme par ces mots : magnétiser, c'est influencer un sujet qui, par rapport au magnétiseur, se trouve dans une infériorité relative de fluide négatif ; magnétiser, dans le cas contraire, est simplement retirer du sujet une quantité de fluide positif ; car, l'un et l'autre nuisent.

Pour se bien porter il faut un juste équilibre, et magnétiser ne doit donc dire qu'équilibrer ; la nature triomphe du reste ; les sécrétions se font normalement ; les autres modifications qu'apporte le magnétisme ne sont pas assez constantes pour que nous nous hasardions à émettre une autre théorie quant à présent.

Si on lit les lettres sur l'ode du chevalier de Rechenbach, traduit par Cahagnet, on est tout étonné en voyant des idées aussi avancées sur les lois du fluide, sorties du cerveau d'un Allemand ; que nous, Français, avant-coureurs du progrès, nous soyions encore à nier la cause, lorsque d'autres pays nous donnent déjà les lois ;

mais pour la raison bien simple que tant qu'on déversera le ridicule sur une chose, peu d'hommes sérieux auront le courage de s'en occuper, et ce n'est que d'eux cependant que nous attendons notre criterium.

Dans cet ouvrage certaines lois sont consignées, entre autres, les lois sur la polarisation de tout ce qui existe; l'homme aurait donc son pôle nord et son pôle sud. L'effet produit par l'une ou l'autre main ne serait donc pas identique? Beaucoup de magnétiseurs ont assuré qu'il en était ainsi ; qu'ils avaient remarqué que les crises chez leurs sujets disparaissaient très-rapidement en actionnant de la main droite, tandis qu'actionnant par la main gauche, les crises augmentaient.

On pourrait aussi faire cette remarque, c'est que les températments diffèrent essentiellement les uns des autres quant à l'effet produit par un même magnétisme : les uns sont vivement impressionnés après quelques passes magnétiques ;

les autres, semblables à des éponges, recevraient pendant des journées entières sans résultat apparent.

Je crois que ces effets tiennent au degré d'électricité que nous puisons tant en nous qu'en dehors de nous : les uns sont positivement influencés, les autres, négativement; et, pour rallier ma théorie de l'électricité vitale à l'électricité ordinaire en donnant gain de cause pour un moment aux matérialistes, je dirai, malgré les observations de M. Lequine, qui a fait des études sérieuses sur l'électricité vitale, que si nous actionnons un sujet sensible à distance et que nous produisions des crises sur lui en nous plaçant sur une plaque de verre et nous isolant complétement du sol, nous n'avons plus d'action sur lui, si ce n'est toutefois les modifications qu'on peut obtenir sur tout sujet à distance, mais qui rentrent dans le cadre de l'hypnotisme.

Ne serait-il pas bon d'observer ces différentes lois de l'électricité vitale et de les enregistrer afin de faire cesser toutes les indécisions que rencontre si souvent notre pratique.

Veuillez donc, Messieurs les membres de l'A-cadémie, renommer une autre commission char-gée d'examiner la question du magnétisme sous le jour qu'on vous le présente en 1864. Nous avons maintenant une base d'opération, c'est l'électri-cité que vous avez reconnue ; nous vous fourni-rons des lois et si elles ne sont pas aussi cons-tantes qu'elles pourraient l'être, prenez-vous en, Messieurs, à votre mauvais vouloir : c'est parce qu'elles n'ont pas été sanctionnées par vous ; c'est pour cette raison qu'aujourd'hui encore nous sommes divisés dans nos systèmes, faute de l'unité que sait si bien donner l'école offi-cielle.

Je terminerai en vous donnant les moyens de constater vous-mêmes les effets physiologiques du magnétisme. Prenez un stétoscope, placez-le un peu au-dessus de la clavicule droite ou gauche, et écoutez.

En raison du bruit de souffle que vous entendrez vous produirez des effets, à moins toutefois que le sujet ne soit atteint d'une affection organique du cœur.

Ce moyen d'exploration a été consigné dans la thèse de M. le docteur Louyet, thèse passée devant notre jury magnétique ; faites-en votre profit, vous serez au moins certains que le sujet ne jouera pas la comédie, et les effets que vous produirez sur lui seront répétés sur tous ceux qui, ayant le même bruit de souffle, seront actionnés par vous de la même manière.

Notre honorable et très-aimé président, M. le marquis du Planty, nous a aussi donné un moyen fort simple de nous convaincre que l'électricité produite par notre globe avait une action immense sur les sujets très-sensitifs, c'est-à-dire enclins à se charger d'une très-grande quantité d'électricité positive terrestre ; ces sujets, essentiellement nerveux, sont gênés par l'électricité qu'ils soutirent ; et, si vous les isolez du sol (avec des plaques de verre très-épais par exemple), vous voyez cesser tout à coup les phénomènes nerveux, autrement dit les crises ; il n'a employé pour le cas dans sa pratique que ses moyens hygiéniques et s'en est bien trouvé, car il les avait soignés, auparavant, par tous les antispasmodiques connus sans aucun résultat.

Ne trouve-t-on pas encore la trace de l'électricité vitale dans quelques moyens d'investigation de la science officielle? En effet, pour reconnaître une maladie de la moelle épinière, on passe légèrement l'extrémité de l'ongle sur la jambe malade, d'abord dans le sens longitudinal ; puis on repasse l'ongle à plusieurs reprises en travers de la première ligne de distance en distance, et l'on est tout étonné, lorsque pour la première fois on observe le résultat donné, de voir se dessiner les traces de l'ongle en rouge. Cette rougeur disparaît, il est vrai, après quatre à cinq minutes d'attente.

Qu'est-ce que ce phénomène? la preuve que

notre corps dégageant un fluide positif, et le malade ayant, lui, un fluide négatif apporté par la cause même de la maladie, ce fluide vient à la rencontre de notre fluide positif; mais, ces deux fluides se trouvant séparés par notre ongle, mauvais conducteur et qui forme diaphragme, une sorte d'érythème se produit, mais ne se produirait pas si on passait le doigt, qui, étant bon conducteur, annulerait les deux électricités en produisant zéro.

Bien d'autres faits, que la pratique a consignés sans s'en demander la cause, nous prouvent que j'ai raison ; si les savants se sont posé la question, ils n'ont voulu voir là qu'une loi naturelle, et notre électricité vitale, qui a encore aujourd'hui le nom de magnétisme animal, n'est à leurs yeux qu'une chose occulte et par cela même digne tout au plus des astrologues.

Cependant un jour se lèvera pour la sanctification de notre cause; il n'est peut-être pas éloigné. Le magnétisme apportera un autre ordre d'idées dans la médecine officielle ; une philosophie nouvelle naîtra de lui, et les savants d'alors seront surpris de ce qu'au dix-neuvième siècle on niait la propriété qu'un corps chaud a de réchauffer un corps froid ; un corps vigoureux, de ranimer un corps qui s'éteint ; une puissance morale, d'agir sur plus faible qu'elle : et c'est cela, et seulement cela, qu'on doit entendre par magnétisme.

La médecine, qui a trouvé si facilement le moyen de diminuer la vie sans pouvoir l'augmenter, résoudra son problème depuis si longtemps posé en admettant dans son sein le magnétisme, ce puissant élément qu'elle cherchait partout ailleurs que dans la vie propre.

AVIS AUX MAGNÉTISEURS

Chacun pour soi ne doit pas être votre cri de ralliement.

Comme il est probable que vous aurez encore longtemps à lutter contre le parti pris de ne voir que des fourbes et que le temps n'est pas encore venu de déposer les armes, en rendant à qui de droit la conquête que vous remporterez, je l'espère, suivez mes conseils.

Le magnétisme, au temps de Mesmer, était une chose trop sublime pour n'avoir pas attiré à elle

6.

l'esprit de tous les hommes qui avaient une tendance au merveilleux.

Qu'en est-il résulté?

C'est que parmi eux se sont glissés des jongleurs qui ont vu là une mine à exploiter; ces jongleurs ayant crié plus fort que les autres, leurs paroles seules ont été entendues, leurs faits seuls ont été analysés.

Qu'a-t-on vu? ce qu'on pouvait y voir! rien ou peu de chose; c'est alors que les honnêtes gens se sont retirés pour ne pas être confondus avec de tels hommes : ils craignaient l'épithète qui englobait la masse.

Quelques natures d'élites, cependant, ont cherché à se faire jour au milieu de cette lie, mais la fange qui les entourait a toujours caché leur éclat.

Notre esprit est ainsi fait, nous avons mieux aimé voir le faux comme ayant plus d'éclat, nous avons dédaigné le vrai comme ne rapportant pas un pécule aussi grand; nous nous sommes faits magnétiseurs avec le parti pris d'en faire notre carrière ; nous n'avons pas été les soldats sur la brèche, nous n'avons été que les pillards dans les murs.

Il serait donc temps de faire cesser cet état de choses, nous faisons partie d'une société unie; pourquoi ne pas nous tenir la main et n'avoir qu'un but, celui de faire triompher notre cause avant tout.

Si, au lieu de nous disséminer par de cupides intérêts, si, au lieu de prendre une somme déterminée pour les soins que nous donnons quotidiennement, nous venions dire : Le magnétisme existe, il n'est pas une panacée, mais lorsque votre docteur vous abandonnera, venez à nous, nous avons encore la vie entre les mains, ne vous occupez pas du prix, le service que nous vous rendrons n'en sera un que lorsque vous serez guéris et alors, si vous êtes riches, vous saurez ce qui vous reste à faire; si vous êtes pauvres, vous irez dire à vos voisins, qu'abandonnés, le magnétisme vous a guéris.

Que résulterait-il d'un semblable système ?
c'est que nous serions les véritables soldats de
notre cause.

Si quelques-uns étaient martyrs, du moins
beaucoup seraient héros et pas un charlatan,
notre cause y gagnerait, petit à petit on s'habi-
tuerait à ne plus voir que la vérité ; et, plus tard,
l'opinion populaire ferait déborder dans le sein
de la faculté, pour n'en plus sortir, le magnétisme,
cet ami qui s'était présenté sous d'autres couleurs
que celles de son véritable drapeau, ce qui l'avait
fait repousser d'abord et prendre pour un en-
nemi. Si vous faites jusqu'à nouvel ordre une
profession de somnambulisme, pourquoi donc
ne pas vous arrêter dans vos limites ?

Le médecin parfois ne reconnaît pas le diagnostic et traite le malade de travers, c'est vrai ;
pourquoi ne pas vous borner à réparer sa faute ?
Vous seriez moins souvent dans l'erreur, et le
médecin recourrait quelquefois à vous.

Mais non, vous dépassez les facultés du sujet

qui, par sa sensibilité, peut réellement sentir et voir le mal ; il compare la partie saine avec la partie malade, et vous rapporte un diagnostic fidèle ; mais le remède est moins facile à saisir, vos somnambules ont huit ou dix remèdes favoris qu'ils emploient à toutes les sauces, ils ont un sirop de leur composition efficace pour trente maladies différentes, pourquoi donc ces abus ?

Le médecin, mieux qu'eux, sait, le diagnostic donné, administrer dans la classe des narcotiques, des stupéfiants, des antispasmodiques, des émétiques, des purgatifs, des sudorifiques, des diurétiques, des contro-stimulants, des antiphlogistiques, des toniques, des tempérants, des astringents, des révulsifs, etc., etc., le remède propre au tempérament, à l'âge, au sexe et au degré de force du malade ; laissez-lui donc ses attributions, et conservez seulement pour vous celles qu'on pourrait tout au plus vous tolérer ; car donner une consultation au delà du diagnostic, n'est que l'apanage de quelques rares somnambules, trop rares pour leur donner à tous ce titre.

Et si vous voulez vous attirer la considération des gens sérieux, n'employez surtout le somnambulisme qu'en vue du bien-être de l'humanité, et jamais à de futiles recherches.

NOTA. Que mes confrères en magnétisme me pardonnent si je mêle ici l'électricité à notre doctrine et si quelquefois, ne me donnant que le titre de magnétiseur, j'applique un peu d'électricité dans le traitement de quelques maladies; c'est simplement parce que je considère l'électricité comme un moyen très-propre à donner une puissante gymnastique dans un muscle engourdi; je n'y trouve pour le moment que cette action bienfaisante, et je l'emploie; mais je ne compte que sur la vitalité de mon magnétisme pour redonner la vie ; je reste donc et resterai magnétiseur avant tout.

Si j'ai fait quelques erreurs dans la partie scienti-fique de cette brochure, j'en demande sincèrement pardon à MM. les médecins, je sens ce que je veux dire, mais il me manque leur savoir pour dire toujours bien et trouver le mot propre.

FIN